Ruby Jindal

As maravilhas e os desafios da ressonância magnética: Um guia completo

Ruby Jindal

As maravilhas e os desafios da ressonância magnética: Um guia completo

ScienciaScripts

Imprint

Cover image: www.ingimage.com

This book is a translation from the original published under ISBN 978-620-7-80482-5.

Publisher:
Sciencia Scripts
is a trademark of
Dodo Books Indian Ocean Ltd. and OmniScriptum S.R.L publishing group

120 High Road, East Finchley, London, N2 9ED, United Kingdom
Str. Armeneasca 28/1, office 1, Chisinau MD-2012, Republic of Moldova, Europe
Printed at: see last page
ISBN: 978-620-7-78441-7

As maravilhas e os desafios da ressonância magnética: Um guia completo

Prefácio

A Ressonância Magnética (RM) revolucionou o diagnóstico médico e a investigação com a sua capacidade de fornecer imagens detalhadas do corpo humano. Este livro, *As maravilhas e os desafios da ressonância magnética: Um Guia Abrangente*, foi concebido para oferecer uma compreensão completa, mas acessível, dos princípios, aplicações, benefícios e limitações da RM.

Quer seja um profissional de saúde, um estudante, um investigador ou simplesmente um curioso sobre a tecnologia médica, este livro fornece informações valiosas sobre o mundo da RM. Exploramos os seus fundamentos científicos, as diversas aplicações médicas, os avanços tecnológicos e o potencial futuro desta ferramenta notável. Além disso, abordamos os desafios e as considerações de segurança inerentes à prática da RM.

O nosso objetivo é fornecer uma perspetiva equilibrada, destacando tanto as incríveis capacidades como as limitações da RM. Esperamos que este livro aumente o seu apreço pela RM e pelo seu papel crucial no avanço da ciência médica e nos cuidados aos doentes.

Por

Dr. Ruby Jindal

(Universidade K.R. Mangalam, Gurugram)

Índice

Capítulo 1: Introdução à RMN

1.1 As origens da RMN

A Imagiologia por Ressonância Magnética (IRM) tem uma história rica que entrelaça os domínios da física, da química e da medicina. As suas origens remontam à descoberta da ressonância magnética nuclear (RMN) por Felix Bloch e Edward Purcell na década de 1940. O seu trabalho pioneiro, que lhes valeu o Prémio Nobel da Física em 1952, lançou as bases para o desenvolvimento da tecnologia de RMN. A RMN encontrou inicialmente aplicações na química para a análise de estruturas moleculares, mas o seu potencial para a imagiologia médica não tardou a ser percebido.

1.2 Compreender a tecnologia de RMN

A RMN utiliza os princípios da RMN para criar imagens pormenorizadas das estruturas internas do corpo. Na sua essência, a RMN envolve a interação entre campos magnéticos e núcleos atómicos. Aqui está uma visão simplificada de como a RMN funciona:

1. **Campo magnético**: A máquina de RM gera um forte campo magnético, normalmente entre 1,5 e 3 Tesla (T), embora existam máquinas com campos mais elevados. Este campo magnético alinha os protões do corpo, principalmente os das moléculas de água, na sua direção.

2. **Impulso de radiofrequência**: É então aplicado um impulso de radiofrequência (RF), perturbando temporariamente o alinhamento dos protões. Este impulso é sintonizado com a frequência de ressonância dos protões, fazendo com que estes absorvam energia e se desalinhem com o campo magnético.

3. **Deteção de sinais**: Quando o impulso de RF é desligado, os protões relaxam de volta ao seu alinhamento original, emitindo sinais de RF no processo. Estes sinais são detectados por bobinas dentro da máquina de RM.

4. **Reconstrução da imagem**: Os sinais detectados são processados através de algoritmos complexos para reconstruir imagens detalhadas das estruturas internas. Este processo envolve a transformação de Fourier,

que converte os sinais do domínio temporal para o domínio espacial, criando uma representação visual da anatomia do corpo.

1.3 Os componentes de um sistema de RM

Um sistema de RMN é composto por vários componentes-chave:

- **Íman**: O componente principal que gera o campo magnético forte. Os ímanes supercondutores, que são arrefecidos a temperaturas extremamente baixas utilizando hélio líquido, são normalmente utilizados para obter forças de campo elevadas.

- **Bobinas de gradiente**: Estas bobinas criam campos magnéticos variáveis que são essenciais para a codificação espacial dos sinais de RM. Permitem a localização dos sinais e a criação de imagens em diferentes planos (axial, sagital e coronal).

- **Bobinas de RF**: Estas bobinas transmitem os impulsos de RF e recebem os sinais emitidos. São utilizados diferentes tipos de bobinas, dependendo da área do corpo que está a ser visualizada (por exemplo, bobinas de cabeça, bobinas de corpo).

- **Sistema informático**: O sistema informático controla a máquina de RM, processa os sinais recebidos e reconstrói as imagens. O software avançado permite várias técnicas e melhoramentos de imagiologia.

1.4 A evolução da tecnologia de RMN

Desde a sua criação, a tecnologia de RMN registou avanços significativos:

- **A primeira ressonância magnética**: As primeiras imagens humanas de RMN foram produzidas na década de 1970, marcando um passo revolucionário na imagiologia médica. As primeiras máquinas de RM tinham intensidades de campo baixas (cerca de 0,1 a 0,2 T) e produziam imagens relativamente grosseiras em comparação com os padrões modernos.

- **Ressonância magnética de alto campo**: O desenvolvimento de máquinas de RM de campo mais elevado (1,5 T e superior) nas décadas de 1980 e 1990 melhorou muito a qualidade da imagem e reduziu os tempos de exame. Estes avanços tornaram a RM num elemento básico da radiologia de diagnóstico.

- **Ressonância magnética funcional (fMRI)**: Introduzida nos anos 90, a fMRI mede a atividade cerebral através da deteção de alterações no fluxo sanguíneo. Esta técnica tornou-se inestimável na neurociência para estudar a função cerebral e mapear as redes neuronais.
- **Técnicas avançadas**: Técnicas como a imagem por tensor de difusão (DTI), que mapeia a difusão da água nos tecidos, e a espetroscopia por ressonância magnética (MRS), que fornece informações metabólicas, expandiram as capacidades da RM para além da imagem estrutural.

1.5 Importância clínica da RMN

A RM tornou-se uma ferramenta indispensável na medicina moderna devido às suas inúmeras vantagens:

- **Não invasiva**: A RMN é uma modalidade de imagiologia não invasiva que não envolve a exposição a radiação ionizante, o que a torna mais segura para os doentes em comparação com os raios X e os exames de TAC.
- **Contraste superior dos tecidos moles**: A RM fornece um contraste excecional entre diferentes tipos de tecidos moles, permitindo a visualização detalhada de órgãos, músculos e cérebro. Isto torna-a particularmente valiosa no diagnóstico de doenças neurológicas, músculo-esqueléticas e cardiovasculares.
- **Versatilidade**: A RM pode ser utilizada para obter imagens de quase todas as partes do corpo em vários planos, fornecendo informações completas sobre a anatomia e a patologia.
- **Imagiologia funcional e anatómica**: A RMN não só fornece imagens anatómicas detalhadas, como também informações funcionais através de técnicas como a RMNf e a DTI, ajudando tanto no diagnóstico como na investigação.

1.6 O futuro da RMN

O campo da RMN está em constante evolução, com investigação contínua destinada a melhorar as suas capacidades e a expandir as suas aplicações:

- **Intensidades de campo mais elevadas**: A investigação em aparelhos de RMN com intensidades de campo ainda mais elevadas (7 T e superiores) promete proporcionar uma resolução de imagem ainda maior e uma visão mais pormenorizada do corpo humano.

- **Ressonância magnética portátil**: O desenvolvimento de máquinas portáteis de ressonância magnética poderá revolucionar os cuidados médicos, levando a imagiologia avançada a zonas remotas ou mal servidas.
- **Técnicas de imagiologia mais rápidas**: Técnicas como a imagiologia paralela e a deteção comprimida têm como objetivo reduzir os tempos de exame, tornando a RM mais eficiente e confortável para os doentes.
- **Novos agentes de contraste**: O desenvolvimento de novos agentes de contraste poderá aumentar a sensibilidade e a especificidade da RM, melhorando a sua capacidade de detetar e caraterizar doenças.

1.7 Conclusão

A Ressonância Magnética percorreu um longo caminho desde os seus primórdios, evoluindo para uma ferramenta poderosa e versátil no diagnóstico e investigação médica. A sua capacidade de fornecer imagens pormenorizadas do corpo humano sem os riscos associados à radiação ionizante tornou-a numa pedra angular da medicina moderna. À medida que a tecnologia continua a avançar, o potencial da RMN para contribuir ainda mais para a nossa compreensão da saúde e da doença humana é imenso. Este livro irá aprofundar as várias aplicações, benefícios e desafios da RM, fornecendo um guia completo para esta notável tecnologia.

Capítulo 2: A ciência por detrás da RMN

2.1 Fundamentos da Ressonância Magnética

A ciência subjacente à Imagiologia por Ressonância Magnética (IRM) baseia-se nos princípios da ressonância magnética nuclear (RMN), que envolve a interação entre núcleos atómicos e campos magnéticos. Aqui, aprofundamos os conceitos fundamentais que estão na base da tecnologia de RMN.

2.1.1 Estrutura atómica e núcleos

Os átomos são compostos por um núcleo rodeado de electrões. O núcleo contém protões e neutrões. Os protões possuem uma propriedade chamada "spin", que os faz agir como pequenos ímanes. Quando colocados num campo magnético, estes spins podem alinhar-se de formas específicas.

2.1.2 Momentos magnéticos

O spin dos protões cria um momento magnético, uma quantidade vetorial que representa a força magnética e a orientação do protão. Na ausência de um campo magnético externo, estes momentos magnéticos estão orientados aleatoriamente. No entanto, num campo magnético forte, tendem a alinhar-se com ou contra o campo, com uma ligeira preferência pelo alinhamento devido a considerações energéticas.

2.1.3 Frequência de ressonância

Cada tipo de núcleo tem uma frequência de ressonância específica, conhecida como frequência de Larmor, que depende da intensidade do campo magnético e das propriedades do núcleo. Para os protões de hidrogénio num campo magnético de 1,5 Tesla, a frequência de Larmor é de aproximadamente 63,86 MHz.

2.2 O processo de RMN

O processo de ressonância magnética envolve várias etapas que utilizam os princípios da ressonância magnética para criar imagens pormenorizadas do corpo.

2.2.1 Alinhamento dos protões

Quando um doente é colocado numa máquina de ressonância magnética, o forte campo magnético alinha os protões de hidrogénio nos tecidos do corpo. A maioria dos protões alinha-se com o campo magnético, enquanto um número menor alinha-se contra ele, criando um vetor de magnetização líquido.

2.2.2 Aplicação de impulsos de RF

É então aplicado um impulso de radiofrequência (RF), sintonizado na frequência de Larmor. Este impulso de RF fornece energia aos protões, fazendo com que estes absorvam essa energia e passem para um estado de energia mais elevado, onde já não estão alinhados com o campo magnético.

2.2.3 Relaxamento e emissão de sinal

Quando o impulso de RF é desligado, os protões começam a relaxar de volta ao seu alinhamento original com o campo magnético, libertando a energia absorvida como sinais de RF. Este processo consiste em dois tipos principais de relaxamento:

- **Relaxação T1 (Relaxação Longitudinal)**: Este processo descreve a recuperação do vetor de magnetização líquida ao longo da direção do campo magnético. A constante de tempo para este processo é chamada de tempo T1.
- **Relaxação T2 (Relaxação Transversal)**: Este processo descreve o decaimento da componente transversal do vetor de magnetização, que é perpendicular ao campo magnético. A constante de tempo para este processo é chamada de tempo T2.

2.3 Formação da imagem

Os sinais emitidos pelos protões relaxantes são detectados por bobinas dentro da máquina de RM e são utilizados para criar imagens através de uma série de passos.

2.3.1 Codificação espacial

Para criar uma imagem, é necessário determinar a origem dos sinais dentro do corpo. Isto é conseguido através da codificação espacial utilizando bobinas de gradiente, que criam pequenas variações na intensidade do campo magnético ao longo de diferentes direcções (eixos x, y e z).

- **Seleção do corte**: É aplicado um campo de gradiente ao longo de um eixo e é utilizado um impulso de RF para excitar protões num corte específico do corpo. Apenas os protões neste corte irão ressoar na frequência de RF.
- **Codificação de frequência**: É aplicado outro campo de gradiente ao longo de um eixo diferente, fazendo com que os protões se processem a frequências diferentes, dependendo da sua posição ao longo deste eixo. Isto permite que a frequência dos sinais emitidos seja utilizada para determinar a posição dos protões.
- **Codificação de fase**: É aplicado um terceiro campo de gradiente ao longo do eixo restante durante um breve período, fazendo com que os protões adquiram diferentes desvios de fase, dependendo da sua posição ao longo deste eixo. A fase dos sinais emitidos pode então ser utilizada para determinar a posição dos protões.

2.3.2 Transformação de Fourier

Os sinais detectados, conhecidos como dados brutos ou dados do espaço k, são complexos e contêm informações sobre a frequência e a fase dos protões. É utilizada uma técnica matemática chamada transformação de Fourier para converter estes sinais do domínio temporal para o domínio espacial, resultando numa imagem detalhada das estruturas internas do corpo.

2.4 Mecanismos de contraste da RM

As imagens de RMN podem ser ajustadas para realçar diferentes tipos de tecidos ou anomalias através da exploração de vários mecanismos de contraste.

2.4.1 Aquisição de imagens ponderadas em T1

As imagens ponderadas em T1 são produzidas enfatizando os tempos de relaxamento T1. Os tecidos com tempos T1 curtos (por exemplo, gordura) aparecem brilhantes, enquanto aqueles com tempos T1 longos (por exemplo, líquido cefalorraquidiano) aparecem escuros. As imagens ponderadas em T1 são úteis para a visualização de estruturas anatómicas e para a deteção de determinados tipos de lesões.

2.4.2 Aquisição de imagens ponderadas em T2

As imagens ponderadas em T2 são produzidas enfatizando os tempos de relaxamento T2. Os tecidos com tempos T2 longos (p. ex., líquido cefalorraquidiano) aparecem claros, enquanto os tecidos com tempos T2 curtos (p. ex., gordura) aparecem escuros. As imagens ponderadas em T2 são particularmente úteis na deteção de edema e inflamação.

2.4.3 Imagiologia de densidade de protões

A imagiologia de densidade de protões centra-se na concentração de protões de hidrogénio nos tecidos. As áreas com elevada densidade de protões (por exemplo, tecido cerebral) aparecem brilhantes, enquanto as áreas com baixa densidade de protões (por exemplo, espaços cheios de ar) aparecem escuras. Este tipo de imagem fornece informações anatómicas detalhadas e é frequentemente utilizado em conjunto com imagens ponderadas em T1 e T2.

2.4.4 Agentes de contraste

Podem ser administrados agentes de contraste, normalmente à base de gadolínio, para aumentar o contraste das imagens de RM. Estes agentes alteram as propriedades magnéticas dos protões de água próximos, tornando determinados tecidos ou anomalias mais visíveis. A RM com contraste é normalmente utilizada para realçar vasos sanguíneos, tumores e áreas de inflamação.

2.5 Segurança e biocompatibilidade

A RM é considerada uma modalidade de imagiologia segura, mas devem ser tomadas certas precauções para garantir a segurança do doente.

2.5.1 Segurança do campo magnético

O forte campo magnético pode apresentar riscos se forem trazidos objectos metálicos para o ambiente da RM. Os doentes são cuidadosamente examinados para detetar implantes metálicos, pacemakers e outros dispositivos que possam ser afectados pelo campo magnético. São frequentemente utilizadas alternativas não metálicas para evitar interferências.

2.5.2 Energia RF e aquecimento

Os impulsos de radiofrequência utilizados na RMN podem provocar o aquecimento dos tecidos. As máquinas de RMN estão equipadas com características de segurança para monitorizar e limitar a quantidade de energia RF absorvida pelo corpo (medida como taxa de absorção específica, ou SAR). Os doentes são também monitorizados para detetar quaisquer sinais de desconforto durante o procedimento.

2.6 A física das técnicas avançadas de RMN

Os avanços na tecnologia de RM levaram ao desenvolvimento de técnicas de imagiologia especializadas que fornecem informações adicionais para além da RM convencional.

2.6.1 Imagiologia de Tensor de Difusão (DTI)

A DTI é um tipo de RMN que mede a difusão das moléculas de água nos tecidos. Esta técnica é particularmente útil para mapear os traços de substância branca no cérebro e avaliar a integridade das vias neurais. A DTI fornece informações valiosas para o diagnóstico e compreensão de doenças neurológicas.

2.6.2 Espectroscopia de Ressonância Magnética (MRS)

A MRS é uma técnica que mede as concentrações de vários metabolitos nos tecidos. Ao analisar a composição química dos tecidos, a MRS pode fornecer informações sobre as alterações metabólicas associadas a doenças como o cancro e as perturbações neurológicas.

2.6.3 Ressonância magnética funcional (fMRI)

A fMRI mede a atividade cerebral através da deteção de alterações no fluxo sanguíneo. Esta técnica baseia-se no princípio de que as regiões activas do cérebro necessitam de mais oxigénio, o que leva a aumentos localizados do fluxo sanguíneo. A fMRI é amplamente utilizada na investigação neurocientífica para estudar a função e a conetividade do cérebro.

2.7 Conclusão

A ciência por detrás da RM é complexa mas fascinante, envolvendo a interação de campos magnéticos, impulsos de radiofrequência e núcleos atómicos. Ao compreender estes princípios, podemos compreender como a RM fornece imagens detalhadas das estruturas internas do corpo sem os riscos associados à radiação ionizante. À medida que a tecnologia da RM continua a avançar, a sua capacidade para diagnosticar e estudar doenças só irá aumentar, tornando-a uma ferramenta indispensável na medicina moderna e na investigação. Este capítulo lançou as bases para compreender o funcionamento da RM, preparando o terreno para explorar as suas diversas aplicações e benefícios nos capítulos seguintes.

Capítulo 3: Aplicações da RMN em medicina

A versatilidade da RM e as suas capacidades de obtenção de imagens detalhadas tornaram-na uma ferramenta inestimável numa vasta gama de especialidades médicas. Este capítulo explora as várias aplicações da RM em medicina, destacando o seu papel no diagnóstico e monitorização de doenças, na orientação de tratamentos e no avanço da nossa compreensão da fisiologia humana.

3.1 Diagnóstico por imagem

3.1.1 Imagiologia neurológica

A RMN é particularmente conhecida pela sua capacidade de obter imagens do cérebro e da espinal medula com uma nitidez excecional. É utilizada para diagnosticar uma variedade de doenças neurológicas:

- **Tumores cerebrais**: A RM pode distinguir entre tumores benignos e malignos, avaliar o tamanho do tumor e monitorizar a resposta ao tratamento.
- **Acidente vascular cerebral (AVC)**: A imagem ponderada por difusão (DWI) é uma técnica de RM especializada que pode detetar um AVC isquémico poucos minutos após o seu início.
- **Esclerose múltipla (EM)**: A ressonância magnética é o padrão de excelência para o diagnóstico da EM, uma vez que consegue visualizar as placas características no cérebro e na medula espinal.
- **Epilepsia**: A ressonância magnética de alta resolução pode identificar anomalias estruturais no cérebro que podem estar a causar convulsões.

3.1.2 Imagiologia cardiovascular

A ressonância magnética cardíaca fornece imagens pormenorizadas do coração e dos vasos sanguíneos, proporcionando informações essenciais para o diagnóstico e a gestão de doenças cardiovasculares:

- **Cardiomiopatias**: A RM pode avaliar a estrutura e a função do músculo cardíaco, ajudando a diagnosticar diferentes tipos de cardiomiopatias.

- **Doenças cardíacas congénitas**: A RM fornece informações anatómicas detalhadas que são cruciais para o planeamento de cirurgias e intervenções em doentes com defeitos cardíacos congénitos.
- **Infarto do miocárdio**: A RM com realce tardio com gadolínio (LGE) pode identificar áreas de tecido cicatricial no coração após um enfarte do miocárdio.
- **Doenças da aorta**: A RM pode visualizar a aorta e detetar doenças como aneurismas e dissecções.

3.1.3 Imagiologia músculo-esquelética

A RM é amplamente utilizada para diagnosticar e avaliar doenças que afectam o sistema músculo-esquelético:

- **Lesões desportivas**: A ressonância magnética pode visualizar lesões dos tecidos moles, tais como rupturas de ligamentos, tendinites e distensões musculares, que são comuns nos desportistas.
- **Artrite**: A ressonância magnética pode detetar a inflamação das articulações, a degradação da cartilagem e outras alterações associadas à artrite.
- **Distúrbios da coluna vertebral**: A RM é a modalidade de imagem preferida para avaliar hérnias discais, estenose espinal e outras patologias da coluna vertebral.

3.1.4 Imagiologia abdominal e pélvica

A RM é utilizada para obter imagens dos órgãos do abdómen e da pélvis, fornecendo informações valiosas para o diagnóstico de várias doenças:

- **Doenças do fígado**: A ressonância magnética pode detetar tumores hepáticos, cirrose e outras anomalias do fígado. A colangiopancreatografia por ressonância magnética (CPRM) é uma técnica especializada para obter imagens das vias biliares e do pâncreas.
- **Imagiologia renal**: A RM pode avaliar tumores renais, quistos e anomalias vasculares sem os riscos associados aos agentes de contraste iodados.

- **Imagiologia pélvica**: A ressonância magnética é utilizada para avaliar os órgãos pélvicos, incluindo o útero, os ovários, a próstata e a bexiga, ajudando no diagnóstico de doenças como miomas, endometriose e cancro da próstata.

3.2 Ressonância magnética funcional (fMRI)

A ressonância magnética funcional (fMRI) mede a atividade cerebral através da deteção de alterações no fluxo sanguíneo, fornecendo informações sobre a função e a conetividade do cérebro. Tem várias aplicações importantes:

3.2.1 Mapeamento do cérebro

A fMRI é utilizada para mapear as funções cerebrais, identificando as regiões activadas durante tarefas ou estímulos específicos. Esta informação é valiosa para:

- **Planeamento pré-cirúrgico**: a fMRI ajuda os neurocirurgiões a evitar áreas funcionais críticas quando planeiam cirurgias para tumores cerebrais ou epilepsia.
- **Investigação**: a fMRI é amplamente utilizada na investigação em neurociência cognitiva para estudar funções cerebrais como a linguagem, a memória e a emoção.

3.2.2 Perturbações do desenvolvimento neurológico e psiquiátricas

A fMRI é utilizada para estudar os mecanismos cerebrais subjacentes às perturbações do desenvolvimento neurológico e psiquiátricas, ajudando no diagnóstico e na investigação:

- **Perturbação do Espectro do Autismo (PEA)**: estudos de fMRI identificaram padrões de conetividade atípicos nos cérebros de indivíduos com PEA.
- **Esquizofrenia**: a fMRI pode revelar anomalias funcionais em regiões do cérebro associadas à esquizofrenia, como o córtex pré-frontal e o hipocampo.

3.3 Ressonância magnética cardíaca

A ressonância magnética cardíaca fornece imagens pormenorizadas da estrutura e da função do coração, oferecendo informações essenciais para o diagnóstico e a gestão de doenças cardiovasculares:

3.3.1 Avaliação da função cardíaca

A RM cardíaca pode medir parâmetros como a fração de ejeção, o débito cardíaco e a tensão miocárdica, que são essenciais para avaliar a função cardíaca em condições como a insuficiência cardíaca e a cardiomiopatia.

3.3.2 Deteção de enfarte do miocárdio e cicatrizes

A RM com realce tardio com gadolínio (LGE) pode identificar áreas de enfarte do miocárdio e cicatrizes, fornecendo informações sobre a extensão e a localização da lesão cardíaca.

3.3.3 Avaliação da doença cardíaca congénita

A RM fornece informações anatómicas detalhadas que são cruciais para o planeamento de cirurgias e intervenções em doentes com defeitos cardíacos congénitos, tais como defeitos septais e transposição das grandes artérias.

3.4 RMN da mama

A RM mamária é utilizada como ferramenta complementar da mamografia e da ecografia para a deteção e o estadiamento do cancro da mama:

3.4.1 Rastreio de doentes de alto risco

A RM mamária é recomendada para o rastreio de mulheres com elevado risco de cancro da mama, como as que têm uma história familiar ou predisposição genética (por exemplo, mutações BRCA).

3.4.2 Avaliação de resultados mamográficos ambíguos

A RM mamária pode esclarecer achados mamográficos ambíguos, ajudando a distinguir entre lesões benignas e malignas.

3.4.3 Planeamento pré-cirúrgico

A RM fornece informações pormenorizadas sobre a extensão do cancro da mama, ajudando no planeamento cirúrgico e na tomada de decisões, especialmente no caso da cirurgia conservadora da mama.

3.5 Angiografia por RM

A angiografia por RM (ARM) é utilizada para visualizar os vasos sanguíneos e diagnosticar doenças vasculares:

3.5.1 Avaliação de patologias vasculares

A ARM pode detetar e avaliar condições vasculares como aneurismas, estenoses e oclusões sem a necessidade de procedimentos invasivos ou radiação ionizante.

3.5.2 Planeamento pré-cirúrgico

A ARM fornece imagens detalhadas dos vasos sanguíneos, ajudando no planeamento de cirurgias e intervenções para doenças vasculares.

3.6 RMN pediátrica

A RM pediátrica requer técnicas e protocolos especializados para acomodar as necessidades únicas das crianças:

3.6.1 Sedação e anestesia

As crianças necessitam frequentemente de sedação ou anestesia para permanecerem imóveis durante os exames de RM. As unidades de RM pediátrica estão equipadas para administrar e monitorizar a anestesia em segurança.

3.6.2 Protocolos especializados

Os protocolos de RM pediátrica são adaptados para minimizar os tempos de exame e otimizar a qualidade da imagem para vários grupos etários e condições.

3.6.3 Aplicações em condições pediátricas

A RM é utilizada para diagnosticar e monitorizar uma vasta gama de doenças pediátricas, incluindo anomalias congénitas, tumores cerebrais e doenças inflamatórias.

3.7 RMN em oncologia

A RM desempenha um papel crucial na oncologia para o diagnóstico, estadiamento e monitorização de vários tipos de cancro:

3.7.1 Deteção e caraterização de tumores

A RM fornece imagens pormenorizadas dos tumores dos tecidos moles, ajudando a diferenciar entre lesões benignas e malignas e a avaliar o tamanho e a extensão do tumor.

3.7.2 Estadiamento e planeamento do tratamento

A RM é utilizada para o estadiamento dos cancros, avaliando a extensão da disseminação do tumor para os tecidos adjacentes e para os gânglios linfáticos. Esta informação é fundamental para o planeamento da cirurgia, da radioterapia e de outros tratamentos.

3.7.3 Monitorização da resposta ao tratamento

A RM pode monitorizar as alterações no tamanho e nas características do tumor em resposta ao tratamento, fornecendo informações valiosas para ajustar as estratégias terapêuticas.

3.8 RMN na investigação e desenvolvimento

Para além das aplicações clínicas, a RM é uma ferramenta poderosa na investigação biomédica, contribuindo para a nossa compreensão dos mecanismos das doenças e para o desenvolvimento de novos tratamentos:

3.8.1 Investigação em neurociências

As técnicas de RMN, como a fMRI, DTI e MRS, são amplamente utilizadas na investigação em neurociências para estudar a estrutura, função e conetividade do cérebro. Estes estudos fizeram avançar os nossos conhecimentos sobre o desenvolvimento do cérebro, os processos cognitivos e as doenças neurológicas.

3.8.2 Investigação em oncologia

A RM é utilizada na investigação do cancro para estudar a biologia do tumor, avaliar novas terapias e desenvolver biomarcadores imagiológicos para deteção precoce e monitorização do tratamento.

3.8.3 Desenvolvimento de medicamentos

A RM fornece informações valiosas sobre a distribuição e os efeitos dos medicamentos no organismo, ajudando no desenvolvimento e na avaliação de novos produtos farmacêuticos.

3.9 Avanços na tecnologia de RMN

A investigação e o desenvolvimento em curso continuam a expandir as capacidades da RMN, conduzindo a novas aplicações e a técnicas de imagiologia melhoradas:

3.9.1 Ressonância magnética de alto campo

As máquinas de RMN de alto campo (3 Tesla e superior) fornecem imagens de maior resolução e tempos de exame mais rápidos, melhorando a precisão do diagnóstico e alargando a gama de aplicações clínicas.

3.9.2 RMN portátil

O desenvolvimento de máquinas portáteis de ressonância magnética poderá revolucionar os cuidados médicos, levando a imagiologia avançada a zonas remotas ou mal servidas, permitindo diagnósticos no local de prestação de cuidados.

3.9.3 Técnicas de imagiologia mais rápidas

Técnicas como a imagiologia paralela e a deteção por compressão estão a reduzir os tempos de exame, tornando a RMN mais eficiente e confortável para os doentes.

3.9.4 Agentes de contraste avançados

Estão a ser desenvolvidos novos agentes de contraste para aumentar a sensibilidade e a especificidade da RM, melhorando a sua capacidade de detetar e caraterizar doenças.

3.10 Conclusão

A versatilidade da RM e as suas capacidades de imagiologia pormenorizada tornaram-na uma ferramenta indispensável na medicina moderna. Desde o diagnóstico de doenças neurológicas e cardiovasculares ao avanço da investigação do cancro e do desenvolvimento de medicamentos, a RM continua a transformar os cuidados de saúde e a investigação biomédica. medida que a tecnologia evolui, o potencial da RM para contribuir ainda mais para a nossa compreensão da saúde e da doença humana é imenso, prometendo novas aplicações e melhores cuidados aos doentes no futuro. Este capítulo fornece uma visão geral das diversas aplicações da RM, preparando o terreno para uma exploração mais profunda dos seus benefícios e desafios nos capítulos seguintes.

Capítulo 4: Vantagens da RMN

A RM tornou-se uma pedra angular da medicina de diagnóstico moderna devido às suas inúmeras vantagens. Este capítulo explora os principais benefícios da RM, destacando a sua superioridade em vários contextos clínicos, o seu perfil de segurança e as suas capacidades únicas que a tornam uma ferramenta indispensável na imagiologia médica.

4.1 Contraste superior dos tecidos moles

4.1.1 Visualização pormenorizada

Uma das vantagens mais significativas da RMN é a sua capacidade superior de distinguir entre diferentes tipos de tecidos moles. Ao contrário dos raios X e das tomografias computorizadas, que são limitados na diferenciação dos tecidos moles, a RM fornece imagens de alta resolução com excelente contraste. Isto torna-a particularmente eficaz para:

- **Imagiologia cerebral**: A ressonância magnética pode distinguir claramente entre a substância cinzenta, a substância branca, o líquido cefalorraquidiano e outras estruturas cerebrais, o que a torna inestimável para o diagnóstico de doenças neurológicas.
- **Imagiologia músculo-esquelética**: A RM é excelente na visualização dos músculos, ligamentos, tendões, cartilagem e outros tecidos moles, ajudando no diagnóstico de lesões desportivas e doenças das articulações.
- **Imagiologia abdominal e pélvica**: A RM fornece imagens detalhadas do fígado, dos rins, do pâncreas, dos órgãos reprodutores e de outras estruturas abdominais e pélvicas, facilitando o diagnóstico de várias doenças.

4.1.2 Imagiologia multiplanar

A capacidade da RM para obter imagens em vários planos (axial, sagital, coronal e oblíquo) sem reposicionar o doente é outra vantagem significativa. Esta capacidade permite uma avaliação abrangente das estruturas anatómicas e das patologias a partir de diferentes perspectivas, melhorando a precisão do diagnóstico.

4.2 Não invasivo e isento de radiação

4.2.1 Perfil de segurança

A RMN é uma modalidade de imagiologia não invasiva que não utiliza radiação ionizante, o que a torna mais segura para os doentes em comparação com os raios X e os exames de TAC. Isto é particularmente importante para:

- **Imagiologia pediátrica**: As crianças são mais sensíveis à radiação, e evitar a exposição é crucial para reduzir o risco de efeitos a longo prazo.
- **Mulheres grávidas**: A RM é frequentemente preferida para a imagiologia de mulheres grávidas, uma vez que não apresenta os mesmos riscos que as técnicas baseadas em radiação para o feto em desenvolvimento.
- **Imagiologia repetida**: Os doentes que necessitam de imagiologia frequente, como os que sofrem de doenças crónicas ou estão a ser submetidos a tratamento oncológico, beneficiam da ausência de exposição cumulativa à radiação da RM.

4.2.2 Invasividade mínima

Os procedimentos de RMN envolvem normalmente um desconforto mínimo para os doentes. Não há incisões, injecções (a menos que seja utilizado contraste) ou exposição a radiações, o que torna a experiência menos stressante e reduz o risco de complicações.

4.3 Versatilidade na imagiologia

4.3.1 Vasta gama de aplicações

A versatilidade da RM estende-se a uma vasta gama de aplicações clínicas, tornando-a uma modalidade de imagiologia altamente adaptável. As principais aplicações incluem:

- **Neurologia**: A RM é essencial para diagnosticar e monitorizar doenças neurológicas como a esclerose múltipla, tumores cerebrais, AVC e epilepsia.
- **Cardiologia**: A RM cardíaca fornece imagens pormenorizadas do coração e dos vasos sanguíneos, ajudando no diagnóstico e na gestão de doenças cardiovasculares.

- **Oncologia**: A RM é utilizada para detetar, estadiar e monitorizar vários tipos de cancro, fornecendo informações detalhadas sobre o tamanho do tumor, a sua localização e a resposta ao tratamento.
- **Ortopedia**: A RM é a modalidade de imagiologia de eleição para avaliar lesões e condições músculo-esqueléticas, incluindo rupturas de ligamentos, danos na cartilagem e perturbações das articulações.

4.3.2 Técnicas avançadas de imagiologia

A tecnologia de RMN avançou significativamente, levando ao desenvolvimento de técnicas de imagiologia especializadas que fornecem informações de diagnóstico adicionais:

- **Ressonância magnética funcional (fMRI)**: a fMRI mede a atividade cerebral através da deteção de alterações no fluxo sanguíneo, fornecendo informações sobre a função e a conetividade do cérebro. É amplamente utilizada na investigação em neurociências e no planeamento pré-cirúrgico.
- **DTI (Diffusion Tensor Imaging)**: O DTI mapeia a difusão das moléculas de água nos tecidos, permitindo a visualização de trajectos de substância branca no cérebro. Esta técnica é valiosa para o estudo do desenvolvimento do cérebro e para o diagnóstico de doenças neurológicas.
- **Espectroscopia de Ressonância Magnética (MRS)**: A MRS mede as concentrações de vários metabolitos nos tecidos, oferecendo uma perspetiva das alterações metabólicas associadas a doenças como o cancro e as perturbações neurológicas.
- **Angiografia por RM (ARM)**: A ARM visualiza os vasos sanguíneos sem a necessidade de procedimentos invasivos ou radiação ionizante, auxiliando no diagnóstico de doenças vasculares.

4.4 Imagiologia funcional e molecular

4.4.1 Imagiologia funcional

A ressonância magnética funcional (fMRI) fornece informações sobre a atividade cerebral e a conetividade através da deteção de alterações no fluxo sanguíneo relacionadas com a atividade neural. Esta capacidade é fundamental para:

- **Mapeamento cerebral**: a fMRI é utilizada para mapear funções cerebrais como a linguagem, a memória e as capacidades motoras. Esta informação é valiosa para o planeamento pré-cirúrgico e para a investigação.
- **Estudo de perturbações cerebrais**: a fMRI ajuda os investigadores a compreender os mecanismos neurais subjacentes a perturbações cerebrais como a esquizofrenia, a depressão e o autismo.

4.4.2 Imagiologia molecular

A espetroscopia de ressonância magnética (MRS) permite o estudo não invasivo do metabolismo dos tecidos através da medição das concentrações de vários metabolitos. Esta técnica é particularmente útil para:

- **Investigação sobre o cancro**: A MRS pode detetar alterações metabólicas associadas ao cancro, ajudando no diagnóstico precoce e na monitorização do tratamento.
- **Perturbações neurológicas**: A MRS fornece informações sobre as alterações metabólicas em doenças neurológicas, como a doença de Alzheimer, a esclerose múltipla e a epilepsia.

4.5 Imagiologia em tempo real e RMN com intervenção

4.5.1 Imagiologia em tempo real

Os recentes avanços na tecnologia de RMN possibilitaram a obtenção de imagens em tempo real, permitindo a observação de processos fisiológicos à medida que estes ocorrem. Esta capacidade é benéfica para:

- **Imagiologia cardíaca**: A RMN em tempo real pode captar o movimento do coração, fornecendo informações pormenorizadas sobre a função e a dinâmica cardíacas.
- **Estudos funcionais**: As imagens em tempo real podem ser utilizadas para estudar processos dinâmicos como a deglutição, o movimento das articulações e o fluxo sanguíneo.

4.5.2 RMN de intervenção

A RMN de intervenção (iMRI) combina a imagiologia com procedimentos terapêuticos, permitindo a orientação e a monitorização em tempo real. Esta técnica é utilizada para:

- **Ablação de tumores**: Os procedimentos de ablação de tumores guiados por ressonância magnética utilizam ultra-sons focalizados de alta intensidade (HIFU) ou terapia laser para destruir tumores, monitorizando o tratamento em tempo real.
- **Biópsias**: As biópsias guiadas por RM fornecem uma orientação precisa das lesões, melhorando a precisão da amostragem de tecidos e do diagnóstico.
- **Navegação cirúrgica**: a iMRI é utilizada para orientar procedimentos neurocirúrgicos e ortopédicos, melhorando a precisão e os resultados.

4.6 Investigação e desenvolvimento

4.6.1 Avanço dos conhecimentos médicos

A ressonância magnética contribuiu significativamente para o avanço do conhecimento médico, fornecendo uma visão detalhada da anatomia, fisiologia e patologia humanas. O seu papel na investigação inclui:

- **Neurociência**: As técnicas de RMN, como a fMRI e a DTI, revolucionaram o estudo da estrutura e função do cérebro, conduzindo a novas descobertas na neurociência.
- **Oncologia**: A ressonância magnética é utilizada na investigação do cancro para estudar a biologia do tumor, avaliar novas terapias e desenvolver biomarcadores de imagem para deteção precoce e monitorização do tratamento.
- **Farmacologia**: A RMN fornece informações valiosas sobre a distribuição e os efeitos dos medicamentos no organismo, ajudando no desenvolvimento e na avaliação de novos produtos farmacêuticos.

4.6.2 Avanços tecnológicos

A investigação e o desenvolvimento em curso continuam a expandir as capacidades da RMN, conduzindo a novas aplicações e a técnicas de imagiologia melhoradas:

- **Ressonância magnética de alto campo**: O desenvolvimento de máquinas de RM de alto campo (3 Tesla e superior) proporciona imagens de maior resolução e tempos de exame mais rápidos, melhorando a precisão do diagnóstico.
- **Ressonância magnética portátil**: Estão a ser desenvolvidas máquinas de RMN portáteis para levar a imagiologia avançada a áreas remotas ou mal servidas, permitindo diagnósticos no local de prestação de cuidados.
- **Técnicas de imagiologia mais rápidas**: Técnicas como a imagiologia paralela e a deteção por compressão estão a reduzir os tempos de exame, tornando a RM mais eficiente e confortável para os doentes.
- **Agentes de contraste avançados**: Estão a ser desenvolvidos novos agentes de contraste para aumentar a sensibilidade e a especificidade da RM, melhorando a sua capacidade de detetar e caraterizar doenças.

4.7 Conclusão

As vantagens da RM são numerosas e significativas, tornando-a uma ferramenta indispensável na medicina moderna. O seu contraste superior com os tecidos moles, a sua natureza não invasiva, a sua versatilidade e as suas capacidades avançadas de imagiologia revolucionaram o diagnóstico e o tratamento de uma vasta gama de condições médicas. As contribuições da RM para a investigação e desenvolvimento continuam a expandir as suas aplicações e a melhorar os cuidados prestados aos doentes. À medida que a tecnologia evolui, a RM desempenhará, sem dúvida, um papel ainda mais importante no avanço da nossa compreensão da saúde e da doença humana, conduzindo a novas descobertas e inovações na imagiologia médica. Este capítulo destacou os principais benefícios da RM, preparando o terreno para a exploração das suas limitações e desafios no capítulo seguinte.

Capítulo 5: Desvantagens e limitações da RMN

Embora a RM ofereça inúmeras vantagens, também tem vários inconvenientes e limitações. Estas questões podem afetar a sua usabilidade, acessibilidade e eficácia em determinados cenários clínicos. Este capítulo explora os principais desafios associados à RM, incluindo o custo, a acessibilidade, as limitações técnicas, os problemas relacionados com os doentes e as questões de segurança.

5.1 Custo elevado e acessibilidade limitada

5.1.1 Custo do equipamento e da manutenção

Os aparelhos de RMN são das ferramentas de diagnóstico por imagem mais dispendiosas. O custo inicial de aquisição de uma máquina de RMN pode variar entre 1 milhão de dólares e mais de 3 milhões de dólares, dependendo do tipo e da força do íman (por exemplo, 1,5 Tesla, 3 Tesla). Para além da compra inicial, existem custos significativos associados a:

- **Instalação**: A instalação de uma máquina de ressonância magnética requer infra-estruturas especializadas, incluindo sistemas de proteção e de refrigeração, o que aumenta as despesas.
- **Manutenção**: A manutenção e a calibração regulares são essenciais para garantir a obtenção de imagens precisas e fiáveis. Isto inclui a manutenção dos ímanes supercondutores e a substituição de peças.
- **Custos de funcionamento**: Os custos operacionais, incluindo a eletricidade, o hélio para arrefecimento e os salários dos técnicos e radiologistas formados, são substanciais.

5.1.2 Acessibilidade limitada

O elevado custo dos aparelhos de RMN limita a sua disponibilidade, nomeadamente nas zonas rurais e de baixos rendimentos. Este facto pode levar a disparidades no acesso a serviços avançados de imagiologia:

- **Disparidades geográficas**: Em muitos países em desenvolvimento e regiões remotas, a falta de instalações de RMN significa que os doentes podem ter de percorrer longas distâncias para aceder a esta tecnologia.

- **Disparidades económicas**: Mesmo nos países desenvolvidos, o elevado custo dos exames de RM pode constituir um obstáculo para os doentes sem seguro ou com seguro insuficiente, conduzindo a disparidades no acesso aos cuidados de saúde.

5.2 Tempos de exame longos e desconforto para o doente

5.2.1 Longa duração do rastreio

Os exames de RM podem ser demorados, com exames típicos que duram entre 20 a 60 minutos. Para estudos mais pormenorizados ou quando são necessárias várias sequências, os tempos de exame podem prolongar-se ainda mais. Este facto tem várias implicações:

- **Desconforto do doente**: Os longos períodos de exame podem ser desconfortáveis, especialmente para os doentes que têm dificuldade em permanecer imóveis ou que sentem dor. O movimento durante o exame pode degradar a qualidade da imagem.

- **Limitações do rendimento**: A duração prolongada dos exames de RMN limita o número de doentes que podem ser examinados num determinado período de tempo, afectando a eficiência das instalações de cuidados de saúde.

5.2.2 Claustrofobia e ansiedade

O espaço confinado da máquina de RM pode ser um desafio para os doentes com claustrofobia ou ansiedade. Os seguintes factores contribuem para este problema:

- **Ambiente fechado**: O furo estreito do aparelho de ressonância magnética pode causar sentimentos de confinamento e pânico em alguns doentes.

- **Níveis de ruído**: As máquinas de ressonância magnética produzem ruídos altos durante o exame, o que pode ser perturbador. Embora sejam fornecidos tampões para os ouvidos ou auscultadores, o ruído pode ser perturbador.

5.3 Limitações técnicas

5.3.1 Artefactos e distorções de imagem

As imagens de RM podem ser afectadas por vários artefactos e distorções que comprometem a qualidade da imagem e a precisão do diagnóstico:

- **Artefactos de movimento**: O movimento do doente durante o exame pode causar artefactos de desfocagem e fantasmas, dificultando a interpretação exacta das imagens.
- **Artefactos metálicos**: A presença de objectos metálicos no corpo ou sobre o corpo (por exemplo, trabalho dentário, implantes) pode causar distorções e artefactos significativos devido a interacções com o campo magnético.
- **Artefactos de suscetibilidade**: As variações na suscetibilidade magnética entre diferentes tecidos ou materiais podem causar distorções, particularmente em interfaces de tecidos ou perto de espaços cheios de ar.

5.3.2 Limitações na imagiologia de determinados tecidos

Embora a RM seja excelente na imagiologia de tecidos moles, tem limitações na imagiologia de determinados tecidos e estruturas:

- **Imagiologia óssea**: A RM não é tão eficaz como a radiografia ou a TAC na visualização do osso cortical. Pode obter imagens da medula óssea e dos tecidos moles à volta dos ossos, mas é menos eficaz na avaliação de fracturas.
- **Estruturas cheias de ar**: A RM tem dificuldade em obter imagens de estruturas cheias de ar, como os pulmões, devido à baixa densidade de hidrogénio nestas áreas, o que a torna menos adequada para a imagiologia pulmonar em comparação com a TC.

5.4 Preocupações com a segurança

5.4.1 Campo magnético e implantes

O forte campo magnético gerado pelas máquinas de RMN pode representar riscos para os doentes com determinados tipos de implantes ou dispositivos:

- **Pacemakers e desfibrilhadores**: Muitos pacemakers e desfibrilhadores não são compatíveis com a RM, uma vez que o campo magnético pode interferir com o seu funcionamento ou causar danos.

- **Implantes metálicos**: Fragmentos metálicos, clips de aneurisma, implantes cocleares e certos tipos de próteses podem ser perigosos no ambiente da RM, uma vez que podem mover-se, aquecer ou causar artefactos.

5.4.2 Agentes de contraste

Os agentes de contraste à base de gadolínio (GBCAs) são habitualmente utilizados na RMN para melhorar o contraste da imagem. Embora sejam geralmente seguros, podem causar reacções adversas em alguns doentes:

- **Reacções alérgicas**: Alguns doentes podem apresentar reacções alérgicas ligeiras a graves aos GBCAs, incluindo urticária, comichão e, em casos raros, anafilaxia.
- **Fibrose Sistémica Nefrogénica (FSN)**: Em doentes com insuficiência renal grave, o gadolínio pode aumentar o risco de desenvolver FSN, uma doença rara mas grave caracterizada por fibrose da pele e dos órgãos internos.

5.5 Capacidades limitadas de imagiologia funcional

5.5.1 Desafios da imagiologia funcional

Embora a RM tenha capacidades avançadas de imagiologia funcional (por exemplo, fMRI), existem limitações:

- **Resolução temporal**: a fMRI tem uma resolução temporal relativamente baixa em comparação com técnicas como a eletroencefalografia (EEG), o que limita a sua capacidade de captar dinâmicas neurais rápidas.
- **Interpretação de dados complexa**: Os dados obtidos a partir de estudos de RM funcional são complexos e requerem uma análise e interpretação sofisticadas, o que pode ser um desafio e consumir muito tempo.

5.5.2 Disponibilidade e conhecimentos especializados

As técnicas avançadas de imagiologia funcional e molecular, como a fMRI, DTI e MRS, não estão tão amplamente disponíveis como a RM convencional. A sua utilização requer equipamento e conhecimentos especializados:

- **Formação especializada**: A interpretação de técnicas avançadas de RM requer formação especializada e experiência, o que limita a sua adoção generalizada.
- **Disponibilidade limitada**: Estas técnicas estão normalmente disponíveis apenas em instituições académicas e de investigação de maior dimensão, restringindo o acesso a doentes em hospitais e clínicas comunitários.

5.6 Desafios ambientais e logísticos

5.6.1 Requisitos em matéria de infra-estruturas

As máquinas de ressonância magnética têm requisitos específicos em termos de infra-estruturas que podem colocar desafios logísticos:

- **Espaço e instalação**: Os scanners de ressonância magnética requerem um espaço significativo e uma instalação especializada, incluindo proteção contra campos magnéticos externos e controlo de vibrações.
- **Sistemas de arrefecimento**: Os ímanes supercondutores utilizados na ressonância magnética requerem arrefecimento com hélio líquido, o que exige sistemas de arrefecimento complexos e dispendiosos.

5.6.2 Consumo de energia

As máquinas de ressonância magnética consomem uma quantidade significativa de energia, contribuindo para os custos operacionais e o impacto ambiental:

- **Elevado consumo de energia**: A necessidade de funcionamento constante do campo magnético e dos sistemas de arrefecimento resulta num elevado consumo de energia.
- **Preocupações com a sustentabilidade**: O impacto ambiental da RMN, incluindo o consumo de hélio e a utilização de energia, suscita preocupações de sustentabilidade que têm de ser resolvidas através de avanços tecnológicos e de uma maior eficiência.

5.7 Considerações éticas e de privacidade

5.7.1 Constatações incidentais

A elevada sensibilidade da RM pode levar à deteção de achados incidentais, que são anomalias inesperadas que podem ou não ser clinicamente significativas:

- **Incerteza e ansiedade**: Os achados acidentais podem causar ansiedade no doente e levar a testes e procedimentos adicionais, alguns dos quais podem ser desnecessários e dispendiosos.
- **Dilemas éticos**: A descoberta de achados incidentais levanta dilemas éticos relativamente à divulgação, acompanhamento e gestão, especialmente quando o significado clínico é incerto.

5.7.2 Privacidade dos dados

As imagens pormenorizadas e os dados extensos gerados pelos exames de ressonância magnética suscitam preocupações em matéria de privacidade:

- **Segurança dos dados**: Garantir a segurança e a confidencialidade dos dados de RM é crucial para proteger a privacidade dos doentes.
- **Consentimento informado**: Os pacientes devem ser adequadamente informados sobre o potencial de descobertas acidentais e sobre as medidas adoptadas para proteger os seus dados.

5.8 Conclusão

Embora a RM seja uma modalidade de imagiologia potente e versátil, tem os seus inconvenientes e limitações. Os custos elevados, a acessibilidade limitada, os longos tempos de exame, o desconforto dos doentes, os desafios técnicos, as preocupações com a segurança e as questões éticas afectam a sua utilização e eficácia. Compreender estas limitações é essencial para que os prestadores de cuidados de saúde, investigadores e decisores políticos possam otimizar a utilização da RM, enfrentar os seus desafios e garantir que os doentes recebem os cuidados mais adequados e eficazes. Este capítulo destacou as principais desvantagens e limitações da RM, preparando o terreno para a exploração de potenciais soluções e direcções futuras nos capítulos seguintes.

Capítulo 6: Inovações e direcções futuras em RMN

À medida que a tecnologia de RMN continua a evoluir, numerosas inovações estão a abordar as suas actuais limitações e a expandir as suas capacidades. Este capítulo explora os avanços de ponta na tecnologia de RMN, a integração da IA e da aprendizagem automática, novas técnicas de imagiologia e potenciais aplicações futuras que prometem melhorar a precisão, a eficiência e a acessibilidade do diagnóstico.

6.1 Avanços tecnológicos

6.1.1 RMN de alto campo

Os sistemas de RM de alto campo, como os de 7 Tesla (7T) e posteriores, oferecem imagens de resolução significativamente mais elevada em comparação com os sistemas convencionais de 1,5T e 3T:

- **Qualidade de imagem melhorada**: A RM de alto campo fornece imagens mais claras e detalhadas, melhorando a visualização de pequenas estruturas anatómicas e patologias subtis.
- **Aplicações avançadas**: Estes sistemas são particularmente úteis no domínio da neuroimagem, em que a análise pormenorizada da microestrutura do cérebro pode ajudar no diagnóstico de doenças neurológicas complexas.

6.1.2 RMN portátil

A tecnologia de RMN portátil tem como objetivo levar capacidades avançadas de imagiologia a áreas remotas e mal servidas:

- **Diagnóstico no local de tratamento**: Os sistemas de RM portáteis permitem a obtenção de imagens no local em ambientes como salas de emergência, clínicas rurais e até mesmo em condições de campo de batalha, melhorando o acesso ao diagnóstico por imagem.
- **Soluções económicas**: Estes sistemas são normalmente menos dispendiosos e requerem menos infra-estruturas do que as máquinas de RM tradicionais, o que os torna mais acessíveis para as instalações de cuidados de saúde mais pequenas.

6.2 Integração da Inteligência Artificial

6.2.1 Análise de imagens com recurso a IA

A inteligência artificial (IA) e os algoritmos de aprendizagem automática estão a transformar a ressonância magnética, automatizando e melhorando a análise de imagens:

- **Segmentação automatizada**: Os algoritmos de IA podem segmentar automaticamente diferentes tecidos e estruturas em imagens de RM, reduzindo o tempo e o esforço necessários para a análise manual.
- **Diagnóstico melhorado**: Os modelos de aprendizagem automática podem detetar padrões e anomalias que podem ser subtis ou difíceis de identificar por radiologistas humanos, melhorando potencialmente a precisão do diagnóstico.

6.2.2 Análise preditiva

A IA pode ser utilizada para prever os resultados dos doentes e orientar as decisões de tratamento com base em dados de RMN:

- **Modelos de prognóstico**: Os modelos preditivos podem analisar exames de ressonância magnética para estimar a progressão da doença, ajudando os médicos a adaptar os planos de tratamento a cada doente.
- **Medicina personalizada**: As informações baseadas em IA podem apoiar abordagens de medicina personalizada, optimizando terapias com base em biomarcadores de imagem específicos identificados em exames de ressonância magnética.

6.3 Novas técnicas de imagiologia

6.3.1 RMN hiperpolarizada

A RM hiperpolarizada aumenta significativamente o sinal de moléculas específicas, fornecendo novos conhecimentos sobre o metabolismo e a função dos tecidos:

- **Imagiologia Metabólica**: Esta técnica permite a visualização em tempo real de processos metabólicos, auxiliando no diagnóstico e monitorização de doenças como o cancro e as doenças cardiovasculares.

- **Sensibilidade melhorada**: A RM hiperpolarizada aumenta a sensibilidade da imagiologia, possibilitando a deteção de anomalias em fases mais precoces.

6.3.2 Impressão digital por RM

A impressão digital por RM (MRF) é uma nova técnica que fornece uma caraterização quantitativa dos tecidos:

- **Mapeamento abrangente de tecidos**: A MRF capta simultaneamente várias propriedades dos tecidos, criando "impressões digitais" únicas para diferentes tecidos. Isto pode melhorar a diferenciação de tecidos saudáveis e doentes.

- **Exames mais rápidos**: A MRF pode reduzir os tempos de exame ao adquirir dados abrangentes num único exame, aumentando o conforto e o rendimento do paciente.

6.4 Avanços na imagiologia funcional e molecular

6.4.1 RMN funcional avançada (fMRI)

As inovações na fMRI estão a melhorar a nossa compreensão da função e conetividade do cérebro:

- **RMN de alta resolução**: Os avanços na RMN de alto campo e nas técnicas de processamento de dados estão a fornecer mapas mais detalhados da atividade cerebral, ajudando na investigação e nas aplicações clínicas.

- **RMNF em estado de repouso**: Esta técnica avalia a conetividade cerebral através da análise da atividade cerebral espontânea, oferecendo informações sobre doenças como o autismo, a esquizofrenia e a demência.

6.4.2 Agentes de contraste direccionados

O desenvolvimento de agentes de contraste específicos está a aumentar a especificidade da RM:

- **Imagiologia molecular**: Os agentes direccionados podem ligar-se a alvos celulares ou moleculares específicos, fornecendo imagens detalhadas dos processos da doença a nível molecular.

- **Agentes Teranósticos**: Estes agentes combinam capacidades de diagnóstico e terapêuticas, permitindo a administração e monitorização de tratamentos guiados por imagens.

6.5 Melhoria da experiência dos doentes

6.5.1 Técnicas de redução do ruído

Os avanços tecnológicos estão a resolver o problema do ruído durante os exames de RMN:

- **Ressonância magnética silenciosa**: As inovações na conceção dos aparelhos e na otimização das sequências estão a reduzir o ruído produzido durante os exames de ressonância magnética, tornando a experiência mais confortável para os doentes.
- **Blindagem acústica**: A proteção acústica melhorada nas salas de RMN minimiza ainda mais a exposição ao ruído.

6.5.2 Sistemas de RMN abertos e de maior diâmetro

Os sistemas de RMN abertos e de maior diâmetro foram concebidos para melhorar o conforto do doente:

- **Redução da claustrofobia**: Os sistemas de RM abertos proporcionam um ambiente mais espaçoso, reduzindo a sensação de claustrofobia e ansiedade.
- **Acomodação de pacientes maiores**: Os sistemas de RM com furos mais largos podem acomodar mais confortavelmente doentes maiores, melhorando a acessibilidade da RM.

6.6 Eficiência ambiental e operacional

6.6.1 Sistemas de RMN energeticamente eficientes

Estão a ser desenvolvidos esforços para reduzir o impacto ambiental da RMN:

- **Menor consumo de energia**: As novas concepções de RM centram-se na redução do consumo de energia sem comprometer a qualidade da imagem.

- **Conservação do hélio**: As inovações tecnológicas estão a melhorar a eficiência da utilização do hélio nos sistemas de RMN, respondendo às preocupações com a escassez e o custo do hélio.

6.6.2 Técnicas de imagiologia rápida

As técnicas de imagiologia rápida estão a reduzir os tempos de digitalização e a melhorar a eficiência operacional:

- **Aquisição paralela de imagens**: Técnicas como a imagiologia paralela e a deteção comprimida estão a permitir uma aquisição de dados mais rápida, reduzindo os tempos de exame e melhorando o rendimento dos doentes.
- **Sequências aceleradas**: Estão a ser desenvolvidas novas sequências de impulsos para obter imagens de alta qualidade mais rapidamente, aumentando a eficiência global dos procedimentos de RM.

6.7 Expansão das aplicações clínicas

6.7.1 RMN cardíaca

Os avanços na ressonância magnética cardíaca estão a melhorar o diagnóstico e a gestão das doenças cardiovasculares:

- **Imagiologia cardíaca em tempo real**: As técnicas de imagiologia em tempo real fornecem imagens dinâmicas do coração, ajudando na avaliação da função cardíaca e das anomalias.
- **Caracterização do tecido do miocárdio**: As técnicas de imagem melhoradas permitem uma caraterização detalhada do tecido do miocárdio, ajudando a diagnosticar doenças como o enfarte do miocárdio e as cardiomiopatias.

6.7.2 Oncologia

A ressonância magnética desempenha um papel cada vez mais importante no diagnóstico e tratamento do cancro:

- **Deteção precoce**: As técnicas de imagiologia melhoradas estão a melhorar a deteção precoce de tumores, o que conduz a melhores resultados para os doentes.

- **Monitorização do tratamento**: As técnicas avançadas de ressonância magnética estão a fornecer informações detalhadas sobre a resposta do tumor ao tratamento, ajudando a orientar os ajustes da terapia.

6.8 Investigação e desenvolvimento

6.8.1 Investigação em neurociências

A ressonância magnética continua a ser uma ferramenta crucial na investigação em neurociências:

- **Estudos da conetividade cerebral**: Técnicas como a imagem por tensor de difusão (DTI) e a fMRI em estado de repouso estão a fazer avançar a nossa compreensão da conetividade e da função cerebral.
- **Doenças neurodegenerativas**: A ressonância magnética está a fornecer informações sobre os mecanismos das doenças neurodegenerativas, como a doença de Alzheimer e a doença de Parkinson, apoiando o desenvolvimento de novas terapias.

6.8.2 Medicina personalizada

A ressonância magnética está a contribuir para o avanço da medicina personalizada:

- **Descoberta de biomarcadores**: As técnicas avançadas de imagiologia estão a identificar biomarcadores que podem prever a progressão da doença e a resposta ao tratamento.
- **Terapias personalizadas**: A ressonância magnética está a apoiar o desenvolvimento de planos de tratamento personalizados com base nas características individuais dos doentes e nos resultados de imagiologia.

6.9 Perspectivas futuras

6.9.1 Integração com outras modalidades

Os futuros avanços poderão assistir a uma maior integração da RMN com outras modalidades de imagiologia:

- **Sistemas híbridos**: O desenvolvimento de sistemas de imagiologia híbridos, como o PET/MRI, combina os pontos fortes de várias modalidades, fornecendo informações de diagnóstico abrangentes.

- **Imagiologia multimodal**: A combinação da RM com técnicas como a imagiologia ótica e os ultra-sons poderá oferecer novas perspectivas sobre os processos de doença e os efeitos do tratamento.

6.9.2 RMN Quantum

A ressonância magnética quântica representa uma potencial fronteira futura na tecnologia de imagiologia:

- **Deteção quântica**: A utilização de sensores quânticos poderá melhorar drasticamente a sensibilidade e a resolução da ressonância magnética, permitindo a deteção de alterações mínimas a nível molecular.
- **Nanotecnologia**: A integração da nanotecnologia com a ressonância magnética poderá conduzir a novos agentes de imagiologia e a técnicas de imagiologia e terapia orientadas.

6.10 Conclusão

O campo da RM está em constante evolução, com inúmeras inovações que abordam as suas actuais limitações e expandem as suas capacidades. Os avanços na RM de alto campo, sistemas portáteis, integração de IA, novas técnicas de imagiologia e melhorias no conforto do doente estão a transformar a RM numa ferramenta ainda mais poderosa e versátil. Com o progresso da tecnologia, a RM continuará a desempenhar um papel crucial no diagnóstico médico, na investigação e na medicina personalizada. O futuro da RM promete desenvolvimentos interessantes que irão aumentar a sua utilidade, acessibilidade e impacto nos cuidados de saúde dos doentes. Este capítulo destacou as inovações e as direcções futuras da RM, preparando o terreno para uma maior exploração da forma como estes avanços irão moldar o futuro da imagiologia médica e dos cuidados de saúde.

Capítulo 7: Casos de estudo e aplicações reais da RMN

Para apreciar plenamente o impacto da RM na prática clínica, é importante examinar estudos de casos específicos e aplicações no mundo real. Este capítulo apresenta uma série de estudos de casos que demonstram a utilização da RM em várias áreas médicas, realçando o seu poder de diagnóstico, a sua versatilidade e as formas como contribui para os cuidados dos doentes e os resultados dos tratamentos.

7.1 Neurologia

7.1.1 Diagnosticar a esclerose múltipla

Estudo de caso: Uma mulher de 32 anos apresenta-se com episódios de visão turva, dormência nos membros e problemas de equilíbrio.

Aplicação da ressonância magnética:

- **Diagnóstico inicial**: A RM do cérebro e da medula espinal revela múltiplas lesões hiperintensas em T2 e FLAIR, características de desmielinização. A presença de lesões na região periventricular, no tronco cerebral e na medula espinal apoia o diagnóstico de esclerose múltipla (EM).
- **Monitorização da progressão da doença**: Os exames de seguimento por RM são utilizados para monitorizar a progressão das lesões e avaliar a eficácia dos tratamentos modificadores da doença. A RM ajuda a ajustar os planos de tratamento com base na atividade e no desenvolvimento de novas lesões.

7.1.2 Avaliação de um tumor cerebral

Estudo de caso: Um homem de 58 anos apresenta-se com cefaleias, convulsões e declínio cognitivo.

Aplicação da ressonância magnética:

- **Avaliação inicial**: A RM do cérebro mostra uma massa com realce heterogéneo no lobo frontal esquerdo. Técnicas avançadas como a espetroscopia por RM (MRS) e a imagem ponderada por difusão (DWI) sugerem uma elevada celularidade e níveis elevados de colina, indicativos de um glioma de alto grau.

- **Planeamento pré-cirúrgico**: A ressonância magnética funcional (fMRI) é utilizada para mapear as áreas eloquentes do cérebro, como a linguagem e a função motora, para minimizar o risco de défices pós-cirúrgicos. A tractografia da imagem por tensor de difusão (DTI) ajuda a visualizar os tractos críticos da substância branca.

- **Monitorização pós-tratamento**: Os exames de RMN em série avaliam a resposta à cirurgia, radioterapia e quimioterapia, detectando precocemente qualquer recorrência e orientando o tratamento posterior.

7.2 Cardiologia

7.2.1 Avaliação do enfarte do miocárdio

Estudo de caso: Um homem de 50 anos com antecedentes de hipertensão apresenta-se com dor torácica e falta de ar.

Aplicação da ressonância magnética:

- **Diagnóstico inicial**: A RM cardíaca (RMC) com realce tardio com gadolínio (LGE) revela áreas de hiper-realce no miocárdio, indicando enfarte do miocárdio. As seqüências de Cine-RM fornecem informações sobre a função ventricular esquerda e anormalidades de movimento da parede.

- **Determinação do tamanho e da viabilidade do enfarte**: A imagem de LGE quantifica a extensão do tecido cicatricial do miocárdio e avalia a viabilidade do miocárdio, ajudando a orientar as decisões de revascularização.

- **Monitorização da recuperação**: A RMC de seguimento avalia a remodelação do miocárdio e a função ventricular esquerda, orientando o tratamento da insuficiência cardíaca e as estratégias de prevenção secundária.

7.2.2 Diagnóstico da cardiomiopatia

Estudo de caso: Uma mulher de 45 anos com antecedentes familiares de cardiomiopatia apresenta-se com palpitações e fadiga.

Aplicação da ressonância magnética:

- **Avaliação inicial**: A ressonância magnética cardíaca revela um ventrículo esquerdo aumentado com fração de ejeção reduzida e áreas de fibrose detectadas por LGE, consistentes com cardiomiopatia dilatada (DCM).
- **Diferenciação de subtipos**: As técnicas de mapeamento T1 e T2 ajudam a diferenciar entre causas isquémicas e não isquémicas de cardiomiopatia, fornecendo informações sobre o edema e a fibrose do miocárdio.
- **Estratificação do risco**: Os resultados da RMC ajudam na estratificação do risco de arritmias e orientam as decisões relativas à implantação de dispositivos como desfibrilhadores.

7.3 Oncologia

7.3.1 Diagnóstico e estadiamento do cancro da mama

Estudo de caso: Uma mulher de 42 anos com uma massa mamária palpável é submetida a uma avaliação adicional.

Aplicação da ressonância magnética:

- **Diagnóstico inicial**: A RM da mama com contraste identifica uma lesão suspeita com contornos irregulares e padrões de realce heterogéneos, altamente sugestivos de malignidade. A RM também avalia a extensão da doença na mama e detecta quaisquer lesões adicionais não observadas na mamografia ou na ecografia.
- **Estadiamento e planeamento do tratamento**: A RM avalia o envolvimento das estruturas adjacentes e dos gânglios linfáticos, o que é crucial para um estadiamento preciso e para o planeamento do tratamento, incluindo a cirurgia e a radioterapia.
- **Monitorização da resposta à terapêutica neoadjuvante**: A RM avalia a resposta do tumor à quimioterapia pré-cirúrgica, fornecendo informações sobre alterações no tamanho e nos padrões de realce, que orientam as decisões cirúrgicas.

7.3.2 Avaliação do cancro da próstata

Estudo de caso: Um homem de 65 anos com níveis elevados de antigénio específico da próstata (PSA) e um exame rectal digital suspeito.

Aplicação da ressonância magnética:

- **Avaliação inicial**: A RM multiparamétrica (mpMRI) da próstata fornece imagens detalhadas, incluindo sequências ponderadas em T2, ponderadas em difusão (DWI) e com contraste dinâmico (DCE). É identificada uma lesão com restrição da difusão e realce precoce pelo contraste na zona periférica, levantando a suspeita de cancro da próstata clinicamente significativo.
- **Biópsia** orientada: A biópsia orientada por RM, guiada pela fusão de imagens de RM e de ultra-sons, melhora a precisão da deteção do cancro da próstata em comparação com as técnicas de biópsia padrão.
- **Vigilância ativa e monitorização do tratamento**: A mpMRI é utilizada para monitorizar doentes em vigilância ativa, avaliando alterações no tamanho e nas características das lesões. Também avalia a resposta ao tratamento após intervenções como a radioterapia ou a terapia focal.

7.4 Imagiologia ortopédica e músculo-esquelética

7.4.1 Avaliação de uma lesão no joelho

Estudo de caso: Um atleta de 25 anos apresenta-se com dor e inchaço no joelho após uma lesão desportiva.

Aplicação da ressonância magnética:

- **Diagnóstico inicial**: A ressonância magnética do joelho revela uma rutura do ligamento cruzado anterior (LCA) juntamente com uma rutura meniscal. As seqüências ponderadas em T2 e com supressão de gordura fornecem imagens claras das estruturas de tecidos moles, incluindo ligamentos, tendões e cartilagem.
- **Planeamento pré-cirúrgico**: A RM fornece informações detalhadas sobre a extensão da lesão, ajudando os cirurgiões ortopédicos a planear a reparação ou reconstrução cirúrgica adequada.

- **Acompanhamento pós-cirúrgico**: A ressonância magnética avalia a integridade das estruturas reparadas e monitoriza complicações, tais como nova laceração ou infecções pós-operatórias.

7.4.2 Diagnóstico de doenças da coluna vertebral

Estudo de caso: Um homem de 50 anos com dores crónicas nas costas e radiculopatia.

Aplicação da ressonância magnética:

- **Avaliação inicial**: A ressonância magnética da coluna lombar identifica uma hérnia discal que comprime a medula espinal e as raízes nervosas, bem como alterações degenerativas nos discos intervertebrais e nas articulações facetárias.
- **Orientação do tratamento**: Os resultados da RM orientam a decisão de tratamento conservador versus intervenção cirúrgica, como a discectomia ou a fusão espinal.
- **Acompanhamento pós-tratamento**: A RM de acompanhamento avalia o sucesso do tratamento cirúrgico e detecta qualquer hérnia discal recorrente ou residual ou outras complicações.

7.5 Pediatria

7.5.1 Avaliação das perturbações cerebrais do desenvolvimento

Estudo de caso: Uma criança de 6 anos apresenta um atraso no desenvolvimento e convulsões.

Aplicação da ressonância magnética:

- **Diagnóstico inicial**: A ressonância magnética do cérebro revela malformações corticais e áreas de intensidade de sinal anormal consistentes com um diagnóstico de displasia cortical. Outros achados podem incluir anomalias na estrutura e conetividade do cérebro.
- **Orientação do tratamento**: Os resultados da ressonância magnética ajudam os neurologistas e os pediatras a adaptar os planos de tratamento, incluindo a gestão da medicação e potenciais intervenções cirúrgicas.

- **Monitorização a longo prazo**: Os exames de RMN em série monitorizam o desenvolvimento do cérebro e a eficácia das intervenções terapêuticas ao longo do tempo.

7.5.2 Diagnóstico de defeitos cardíacos congénitos

Estudo de caso: Um recém-nascido com cianose e um sopro cardíaco.

Aplicação da ressonância magnética:

- **Avaliação inicial**: A RM cardíaca fornece imagens detalhadas da anatomia do coração e do fluxo sanguíneo, identificando defeitos congénitos como a tetralogia de Fallot ou a síndrome do coração esquerdo hipoplásico.
- **Planeamento pré-cirúrgico**: A RM ajuda no planeamento de reparações cirúrgicas complexas, fornecendo informações anatómicas e funcionais completas.
- **Monitorização pós-cirúrgica**: A RMN avalia o sucesso das intervenções cirúrgicas e monitoriza as complicações ou a necessidade de outras intervenções.

7.6 Conclusão

Estes estudos de casos demonstram a versatilidade e o poder da RM no diagnóstico e tratamento de uma vasta gama de condições médicas. Da neurologia e cardiologia à oncologia, ortopedia e pediatria, a RM fornece imagens detalhadas e precisas que orientam as decisões clínicas e melhoram os resultados dos pacientes. A integração de técnicas avançadas de imagiologia, IA e novas aplicações continua a expandir o papel da RM na medicina. Ao examinar estas aplicações do mundo real, obtemos uma compreensão mais profunda do impacto e do potencial da RMN na melhoria dos cuidados de saúde e dos cuidados dos doentes. Este capítulo sublinha a importância da RM como uma ferramenta essencial na medicina moderna, preparando o terreno para futuras inovações e aplicações que irão revolucionar ainda mais o campo da imagiologia médica.

Capítulo 8: Implicações éticas, sociais e legais da RMN

À medida que a tecnologia de RM avança e se torna mais integrada nos cuidados de saúde, levanta importantes considerações éticas, sociais e legais. Este capítulo explora os desafios éticos relacionados com o consentimento do doente, a privacidade e os achados acidentais, bem como o impacto social da RM nas disparidades dos cuidados de saúde e na afetação de recursos. Além disso, examina o quadro jurídico que rege a prática da RM, incluindo normas regulamentares, questões de responsabilidade e o potencial de discriminação.

8.1 Consentimento e autonomia do doente

8.1.1 Consentimento informado

Considerações éticas:

- **Autonomia do paciente**: O respeito pela autonomia dos doentes exige que os prestadores de cuidados de saúde obtenham um consentimento informado antes de efectuarem exames de ressonância magnética, garantindo que os doentes compreendem o procedimento, os riscos, os benefícios e as alternativas.
- **Capacidade e vulnerabilidade**: Assegurar que os doentes têm capacidade para dar o seu consentimento e abordar as vulnerabilidades, como a deficiência cognitiva ou as barreiras linguísticas, é essencial para manter os padrões éticos.

Desafios:

- **Complexidade da informação**: Descrever os aspectos técnicos da RM e os potenciais riscos em termos leigos pode ser um desafio, especialmente para os doentes com literacia em saúde limitada.
- **Coerção e pressão**: Os doentes podem sentir-se pressionados a consentir em efetuar exames de RMN, sobretudo se os considerarem necessários para os seus cuidados ou se houver pressões financeiras ou sociais envolvidas.

8.2 Privacidade e confidencialidade

8.2.1 Segurança dos dados

Considerações éticas:

- **Privacidade do paciente**: A proteção da privacidade e confidencialidade dos pacientes é fundamental, dada a natureza sensível das informações médicas obtidas através de exames de RM.
- **Propriedade dos dados**: A clarificação da propriedade e do controlo dos dados de RMN, especialmente em contextos de investigação, é essencial para respeitar a autonomia e os direitos de privacidade dos doentes.

Desafios:

- **Violações de dados**: O risco de violações de dados e de acesso não autorizado a dados de RMN suscita preocupações sobre a confidencialidade dos doentes e o potencial de roubo de identidade ou discriminação.
- **Utilização secundária de dados**: A utilização secundária de dados de RM para fins de investigação, educação ou comerciais levanta questões éticas sobre o consentimento informado, a anonimização dos dados e os potenciais danos para os doentes.

8.3 Constatações incidentais

8.3.1 Gestão e divulgação

Considerações éticas:

- **Beneficência e não maleficência**: Os prestadores de cuidados de saúde têm o dever de atuar no melhor interesse dos doentes, o que pode incluir a divulgação de resultados acidentais com significado clínico.
- **Autonomia do doente**: Respeitar a autonomia dos doentes implica discutir com eles as implicações dos achados acidentais e envolvê-los na tomada de decisões sobre os cuidados de seguimento.

Desafios:

- **Incerteza e ansiedade**: Os achados acidentais podem causar incerteza e ansiedade nos doentes, especialmente se o significado clínico não for claro ou se forem necessários mais testes e intervenções.
- **Afetação de recursos**: A gestão dos achados acidentais levanta questões sobre a afetação de recursos e a atribuição de prioridades aos cuidados de seguimento, particularmente em sistemas de saúde com recursos limitados.

8.4 Disparidades nos cuidados de saúde

8.4.1 Acesso e equidade

Considerações éticas:

- **Justiça**: Assegurar o acesso equitativo aos serviços de RM é essencial para promover a justiça social e abordar as disparidades nos cuidados de saúde.
- **Atribuição de recursos**: A atribuição de recursos de RM com base na necessidade clínica e no princípio da justiça distributiva exige a consideração de factores como a localização geográfica, o estatuto socioeconómico e a necessidade médica.

Desafios:

- **Disparidades geográficas**: As disparidades no acesso à RM entre as zonas urbanas e rurais, bem como entre as regiões com rendimentos elevados e as regiões com rendimentos baixos, agravam as desigualdades nos cuidados de saúde.
- **Barreiras financeiras**: O elevado custo dos exames de ressonância magnética e a cobertura limitada dos seguros criam barreiras financeiras ao acesso, especialmente para os doentes sem seguro ou com seguro insuficiente.

8.5 Quadro regulamentar e jurídico

8.5.1 Normas e directrizes

Considerações éticas:

- **Segurança dos doentes**: As normas e directrizes regulamentares visam garantir a segurança dos doentes, estabelecendo protocolos para o equipamento de RM, técnicas de imagiologia e formação dos operadores.
- **Garantia de qualidade**: Os programas de garantia da qualidade e os processos de acreditação ajudam a manter a qualidade e a fiabilidade dos serviços de RMN, protegendo o bem-estar dos doentes.

Desafios:

- **Responsabilidade por negligência**: Erros ou negligência na prática de RM podem levar a queixas por negligência, destacando a importância de aderir a padrões estabelecidos de cuidados e protocolos de documentação.
- **Conformidade legal**: Os prestadores de cuidados de saúde devem cumprir os requisitos legais relacionados com a prática da RM, incluindo o licenciamento, a credenciação e o consentimento do doente, para evitar repercussões legais.

8.6 Discriminação e preconceitos

8.6.1 Considerações socioculturais

Considerações éticas:

- **Competência cultural**: Os prestadores de cuidados de saúde devem ser sensíveis às crenças, valores e práticas culturais que podem influenciar as percepções dos doentes sobre a RM e a sua vontade de se submeterem a testes.
- **Atenuação de preconceitos**: A abordagem de preconceitos implícitos e estereótipos na prática da RM é essencial para garantir cuidados equitativos e reduzir as disparidades no acesso e no tratamento.

Desafios:

- **Disparidades nos cuidados de saúde**: A discriminação e o preconceito nos contextos dos cuidados de saúde contribuem para as disparidades no acesso à RM, na precisão do diagnóstico e nos resultados do tratamento entre as populações marginalizadas e carenciadas.

- **Enviesamento algorítmico**: A utilização da IA e da aprendizagem automática na análise de RMN suscita preocupações quanto ao enviesamento algorítmico e ao seu potencial impacto nas decisões de diagnóstico e nos cuidados de saúde dos doentes.

8.7 Conclusão

A tecnologia da ressonância magnética transformou a imagiologia e o diagnóstico médicos, oferecendo conhecimentos inestimáveis sobre a estrutura e a função do corpo humano. No entanto, a sua utilização generalizada levanta desafios éticos, sociais e legais que devem ser abordados para garantir o bem-estar, a privacidade e a equidade dos doentes nos cuidados de saúde. Ao navegar por estas questões complexas, considerando cuidadosamente os princípios éticos, as normas regulamentares e os princípios de justiça social, os prestadores de cuidados de saúde, os decisores políticos e as partes interessadas podem maximizar os benefícios da RM, atenuando simultaneamente os seus potenciais riscos e inconvenientes. Este capítulo examinou as implicações éticas, sociais e legais da RMN, sublinhando a importância da prática ética, dos cuidados centrados no doente e do acesso equitativo aos cuidados de saúde para todos os indivíduos.

Capítulo 9: Perspectivas futuras e desafios em matéria de RMN

À medida que a tecnologia de RMN continua a evoluir, surgem oportunidades e desafios interessantes. Este capítulo explora as futuras direcções da RM, incluindo as tecnologias emergentes, as aplicações inovadoras e o potencial impacto na prestação de cuidados de saúde, na investigação e nos resultados dos doentes. Além disso, examina os desafios e obstáculos que devem ser enfrentados para concretizar todo o potencial da RM nos próximos anos.

9.1 Avanços na tecnologia de imagiologia

9.1.1 Sistemas de RMN da próxima geração

Direcções futuras:

- **Ressonância magnética de campo ultra-alto**: O desenvolvimento contínuo de sistemas de RM de campo ultra-elevado, como os de 10T e posteriores, promete uma resolução espacial e uma sensibilidade ainda maiores para a obtenção de imagens anatómicas e funcionais detalhadas.
- **RM portátil e vestível**: A miniaturização e os avanços na tecnologia de RMN podem conduzir a dispositivos de RMN portáteis e para vestir, permitindo a obtenção de imagens no local de prestação de cuidados em ambientes ambulatórios e a monitorização remota dos doentes.

9.1.2 Ressonância magnética quântica

Direcções futuras:

- **Deteção quântica**: O aproveitamento dos fenómenos quânticos para a ressonância magnética promete uma sensibilidade e uma resolução sem precedentes, permitindo a obtenção de imagens a nível molecular e celular com um nível de pormenor extraordinário.
- **Integração da nanotecnologia**: A integração da nanotecnologia com a ressonância magnética poderá facilitar a imagiologia e a terapia direccionadas a nível celular e molecular, revolucionando a medicina de precisão e os cuidados de saúde personalizados.

9.2 Inteligência artificial e aprendizagem automática

9.2.1 Análise de imagiologia baseada em IA

Direcções futuras:

- **Algoritmos de aprendizagem profunda**: Os avanços nos algoritmos de aprendizagem profunda melhorarão ainda mais a velocidade e a precisão da análise de imagens, permitindo a interpretação em tempo real e o apoio à decisão para os radiologistas.
- **Diagnóstico e prognóstico automatizados**: Os modelos de IA treinados em grandes conjuntos de dados podem prever os resultados da doença, as respostas ao tratamento e o prognóstico com base nos resultados da RM, apoiando abordagens de medicina personalizada.

9.3 Imagiologia funcional e molecular

9.3.1 Integração de imagiologia multimodal

Direcções futuras:

- **Sistemas de imagiologia híbridos**: A integração da RMN com outras modalidades de imagiologia, como a PET e a ecografia, fornecerá informações complementares para avaliações de diagnóstico abrangentes.
- **Biomarcadores multimodais**: A combinação de biomarcadores imagiológicos de diferentes modalidades proporcionará uma compreensão mais abrangente dos processos da doença, orientando a seleção e a monitorização do tratamento.

9.4 Medicina de precisão

9.4.1 Fenotipagem baseada em imagiologia

Direcções futuras:

- **Radiómica e Radiogenómica**: A extração de características quantitativas das imagens de RMN permitirá a fenotipagem baseada na imagiologia, facilitando a identificação de subtipos de doenças, de indicadores de resposta ao tratamento e de marcadores de prognóstico.

- **Estratificação dos doentes**: Os biomarcadores baseados na ressonância magnética apoiarão a estratificação dos doentes para terapias orientadas, permitindo intervenções de tratamento mais precisas e eficazes.

9.5 Saúde global e acessibilidade

9.5.1 Definições com recursos limitados

Direcções futuras:

- **Soluções de RMN de baixo custo**: O desenvolvimento de sistemas de RMN de baixo custo e de protocolos de imagiologia simplificados melhorará o acesso a imagiologia de diagnóstico avançado em contextos de recursos limitados, abordando as disparidades nos cuidados de saúde.
- **Telemedicina e imagiologia à distância**: A integração de plataformas de telemedicina com a tecnologia de ressonância magnética permitirá a consulta e interpretação de imagens à distância, alargando os serviços de saúde a populações carenciadas.

9.6 Considerações regulamentares e éticas

9.6.1 Orientações éticas

Direcções futuras:

- **Quadros éticos para a IA**: O desenvolvimento de directrizes éticas e de quadros de governação para a análise de imagens com base na IA garantirá a segurança, a privacidade e a autonomia dos doentes na era da aprendizagem automática.
- **Políticas de acesso equitativo**: Implementação de políticas e iniciativas para promover o acesso equitativo à tecnologia de RMN, incluindo a abordagem das barreiras socioeconómicas e a redução das disparidades nos cuidados de saúde.

9.7 Sustentabilidade ambiental

9.7.1 Práticas de imagiologia ecológica

Direcções futuras:

- **Sistemas de RMN energeticamente eficientes**: Os avanços na tecnologia de RMN centrar-se-ão na redução do consumo de energia e na minimização do impacto ambiental através de uma conceção eficiente do sistema e de estratégias de conservação do hélio.

- **Práticas de imagiologia sustentáveis**: A implementação de práticas de imagiologia sustentáveis, tais como a otimização de protocolos de digitalização para reduzir os tempos de digitalização e minimizar a produção de resíduos, contribuirá para os esforços de conservação ambiental.

9.8 Colaboração e investigação interdisciplinar

9.8.1 Investigação translacional

Direcções futuras:

- **Colaboração interdisciplinar**: A colaboração entre clínicos, cientistas, engenheiros e parceiros da indústria impulsionará a inovação na tecnologia de RM e a transposição dos resultados da investigação para a prática clínica.
- **Redes de investigação clínica e translacional**: O estabelecimento de redes de investigação em colaboração facilitará a partilha de dados, os estudos multicêntricos e a validação de novas técnicas de imagiologia e biomarcadores.

9.9 Desafios e considerações

9.9.1 Obstáculos tecnológicos

Desafios:

- **Limitações de hardware**: A superação de desafios técnicos como a homogeneidade do campo magnético, a relação sinal/ruído e os artefactos de suscetibilidade será fundamental para o avanço das capacidades de RM.
- **Complexidade dos dados**: A gestão e interpretação de grandes volumes de dados de imagiologia gerados por técnicas avançadas de RM representam desafios no armazenamento, análise e integração de dados com fluxos de trabalho clínicos.

9.9.2 Dilemas éticos

Desafios:

- **Preocupações com a privacidade**: O equilíbrio entre os benefícios da partilha de dados e da investigação em colaboração e as preocupações com a privacidade e a confidencialidade dos doentes continua a ser um dilema ético complexo.
- **Enviesamentos algorítmicos**: Abordar os enviesamentos nos algoritmos de IA e garantir a equidade e a transparência nos sistemas de apoio à decisão baseados em RMN são desafios constantes na investigação sobre aprendizagem automática.

9.10 Conclusão

O futuro da RMN é extremamente promissor para transformar os cuidados de saúde através de tecnologias inovadoras, abordagens de medicina de precisão e iniciativas de saúde global. No entanto, a concretização deste potencial exige a superação de desafios técnicos, éticos e sociais. Ao promover a colaboração interdisciplinar, avançar com os quadros regulamentares e dar prioridade aos cuidados centrados no doente, o campo da RM continuará a evoluir e a revolucionar a imagiologia médica, o diagnóstico e o tratamento nos próximos anos. Este capítulo explorou as perspectivas e os desafios futuros da RM, preparando o terreno para a inovação e o progresso contínuos neste domínio.

Capítulo 10: Conclusão

A Ressonância Magnética (RM) está na vanguarda da imagiologia médica, revolucionando a forma como diagnosticamos, monitorizamos e tratamos uma vasta gama de condições médicas. Ao longo deste livro, explorámos os aspectos multifacetados da RM, desde os seus princípios subjacentes e avanços tecnológicos até às suas aplicações clínicas, considerações éticas e perspectivas futuras.

A RM surgiu como uma pedra angular da medicina moderna, oferecendo uma visão sem paralelo da estrutura, função e patologia do corpo humano. A sua natureza não invasiva, o excelente contraste dos tecidos moles e a capacidade de captar processos fisiológicos dinâmicos fazem dela uma ferramenta indispensável para os prestadores de cuidados de saúde de várias especialidades.

Os avanços na tecnologia de RM continuam a expandir as suas capacidades, desde sistemas de campo ultra-elevado e dispositivos portáteis até à análise de imagens baseada em inteligência artificial e técnicas de imagiologia molecular. Estas inovações prometem uma maior precisão de diagnóstico, abordagens de tratamento personalizadas e melhores resultados para os doentes.

No entanto, a par destes avanços, surgem considerações éticas, sociais e legais que têm de ser cuidadosamente analisadas. Questões como o consentimento do doente, a proteção da privacidade e as disparidades nos cuidados de saúde exigem uma deliberação ponderada e medidas proactivas para garantir que a tecnologia de RMN é utilizada de forma responsável e equitativa.

Olhando para o futuro, o futuro da RM é brilhante, com oportunidades interessantes para melhorar ainda mais o seu potencial diagnóstico e terapêutico. No entanto, subsistem desafios significativos, incluindo obstáculos tecnológicos, dilemas éticos e disparidades nos cuidados de saúde. Para enfrentar estes desafios, será necessária colaboração, inovação e um compromisso com os cuidados centrados no doente.

Referências:

1 Bottomley PA, Hardy CJ, Argersinger RE, Allen-Moore G. A re of 1H nuclear magnetic resonance relaxation in pathology: are T1 and T2 diagnostic? *Med Phys* 1987; **14**: 1-37.

2 Haacke EM, Mittal S, Wu Z, Neelavallib J, Chenga Y. Imagiologia ponderada pela suscetibilidade: aspectos técnicos e aplicações clínicas, Parte 1. *AJNR Am J Neuroradiol* 2009; **26**: 19-30.

3 Rauscher A, Sedlacik J, Barth M, Mentzel HJ, Reichenbach JR. Magnetic susceptibility-weighted MR phase imaging of the human brain. *AJNR Am J Neuroradiol* 2005; **26**: 736-742.

4 Stejskal E, Tanner J. Medições da difusão de spin: ecoes de spin na presença de gradientes de campo dependentes do tempo. *J Chem Phys* 1965; **42**: 288-292.

5 Le Bihan D, Breton E, Lallemand D, Grenier P, Cabanis E, Laval-Jeantet M. Imagens de RM de movimentos incoerentes intravoxel: aplicação à difusão e perfusão em distúrbios neurológicos. *Radiology* 1986; **161**: 401-407.

6 Carr H, Purcell E. Effects of diffusion on free water precession in nuclear magnetic resonance experiments (Efeitos da difusão na precessão da água livre em experiências de ressonância magnética nuclear). *Phys Rev* 1954; **94**: 630-638.

7 Peters RD, Hinks RS, Henkelman RM. Ex vivo tissue-type independence in proton-resonance frequency shift MR thermometry. *Magn Reson Med* 1998; **40**: 454-459.

8 Hahn EL. Deteção do movimento da água do mar por precessão nuclear. *J Geophys Res* 1960; **65**: 776-777

9 Gatehouse PD, Keegan J, Crowe LA, et al. Applications of phase-contrast flow and velocity imaging in cardiovascular MRI. *Eur Radiol* 2005; **15**: 2172-2184.

10 Grotenhuis HB, Westenberg JJ, Steendijk P, et al. Validação e reprodutibilidade da velocidade da onda de pulso aórtica avaliada com RM codificada por velocidade. *J Magn Reson Imaging* 2009; **30**: 521-526.

11 Walker CL, Foster FS, Plewes DB. Imagem por ressonância magnética de campos ultra-sónicos. *Ultrasound Med Biol* 1998; **24**: 137-142.

12 Kruse SA, Rose GH, Glaser KJ, et al. Magnetic resonance elastography of the brain (Elastografia por ressonância magnética do cérebro). *Neuroimage* 2008; **39**: 231-237.

13 Bishop J, Poole G, Leitch M, Plewes DB. Imagem por ressonância magnética da propagação de ondas de cisalhamento em tecido excisado. *J Magn Reson Imaging* 1998; **8**: 1257-1265.

14 Muthupillai R, Lomas DJ, Rossman PJ, Greenleaf JF, Manduca A, Ehman RL. Magnetic resonance elastography by direct visualization of propagating acoustic strain waves. *Science* 1995; **269**: 1854-1857.

15 Williams D, Detrett J, Leigh J, Koretsky A. Magnetic resonance imaging of perfusion using spin inversion of arterial water. *Proc Natl Acad Sci U S A* 1992; **89**: 212-216.

16 Weber MA, Günther M, Lichy MP, et al. Comparação das técnicas de marcação da rotação arterial e da RMN dinâmica ponderada em termos de suscetibilidade para a obtenção de imagens de perfusão do tecido cerebral normal. *Invest Radiol* 2003; **38**: 712-718.

17 Taylor JS, Tofts PS, Port R, et al. Imagem por RM da microcirculação tumoral: promessa para o novo milénio. *J Magn Reson Imaging* 1999; **10**: 903-907.

18 Scott GC, Joy ML, Armstrong RL, Henkelman RM. Imagem de densidade de corrente de RF de estrutura rotativa. *Magn Reson Med* 1995; **33**: 355-369.

19 Ogawa S, Lee TM, Nayak AS, Glynn P. Oxygenation-sensitive contrast in magnetic resonance image of rodent brain at high magnetic fields. *Magn Reson Med* 1990; **14**: 68-78.

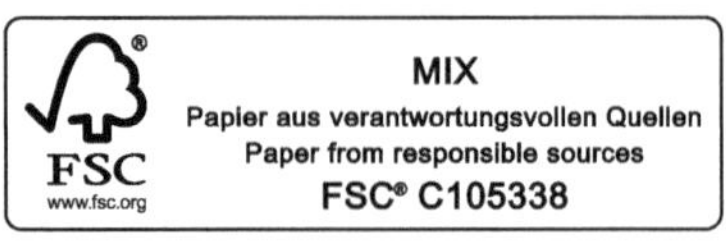

Printed by Books on Demand GmbH, Norderstedt / Germany